. $d\ ^{5}\!/_{367}$

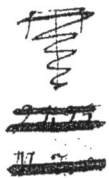

RECUEIL

D'OBSERVATIONS

SUR

LE CHOLÉRA-MORBUS.

RECUEIL

D'OBSERVATIONS

SUR LE

CHOLÉRA-MORBUS,

FAITES A L'HOPITAL St-LOUIS DE PARIS,

PAR M. ALPH. DAUVERGNE,

de Valensole,

ÉLÈVE DE L'HOPITAL SAINT-LOUIS, DE L'ÉCOLE PRATIQUE DE PARIS,
MEMBRE DE LA SOCIÉTÉ PHRÉNOLOGIQUE, ETC., ETC.,

ENRICHI
de quelques Documens précieux puisés dans la Clinique

DE

M. LE BARON ALIBERT.

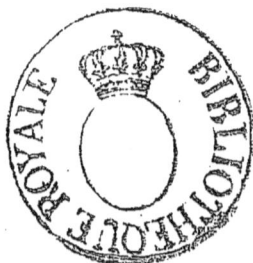

Amicus Plato, amicus Socrates,
sed magis amica veritas.

..... Quæque ipse miserrima vidi.
VIRG.

MARSEILLE,

IMPRIMERIE DE MARIUS OLIVE, SUR LE COURS, N° 4.

1832.

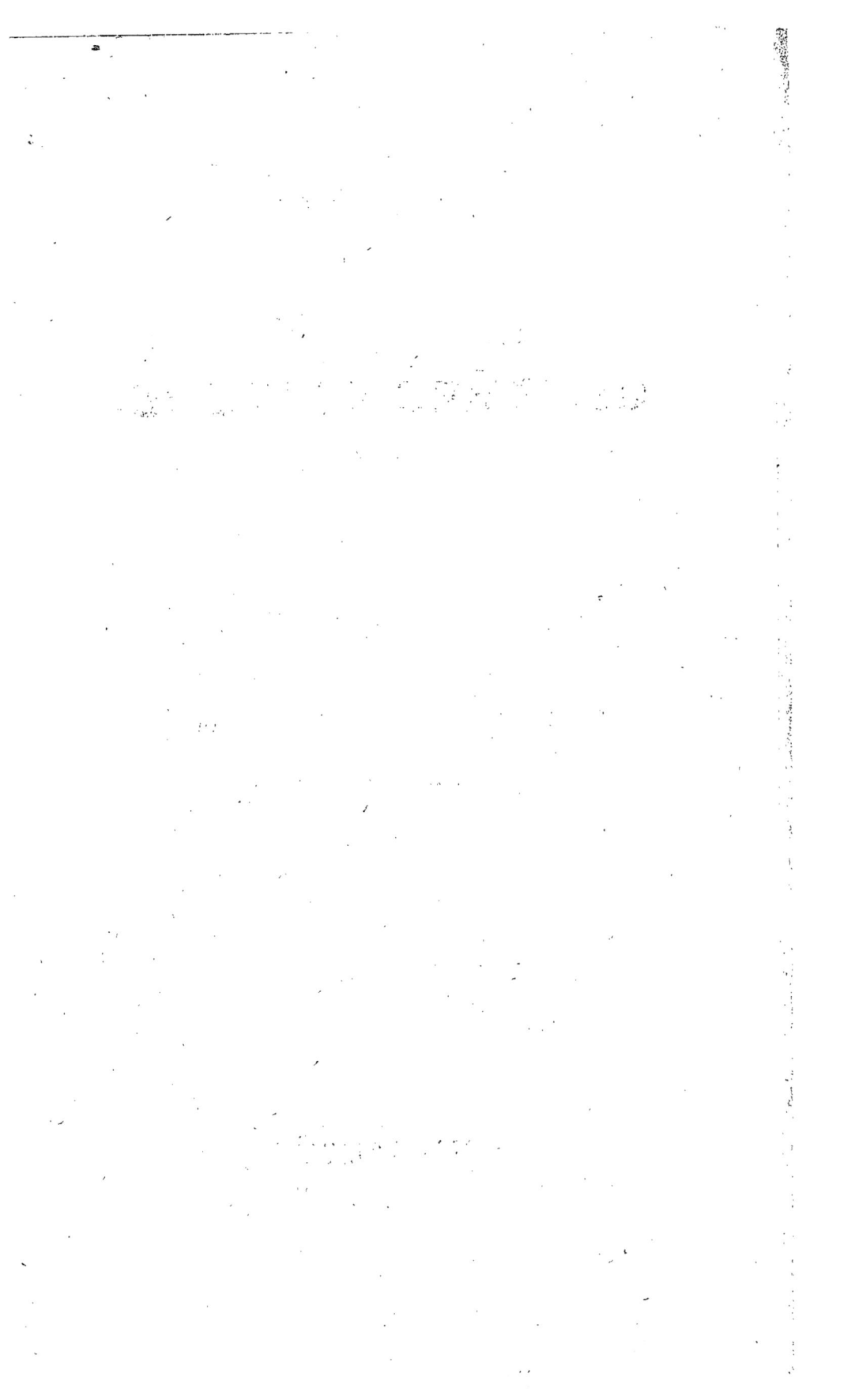

A MONSIEUR

LE BARON ALIBERT,

Officier de la Légion-d'Honneur,
DE L'ORDRE DE SAINT-MICHEL ET DE SAINT-WALDIMIR,
MÉDECIN EN CHEF DE L'HOPITAL SAINT-LOUIS,
PROFESSEUR A LA FACULTÉ DE MÉDECINE DE PARIS,
MEMBRE DE L'ACADÉMIE DE MÉDECINE,
ETC. ETC. ETC.

A MONSIEUR

JULES CLOQUET,

Membre de la Légion-d'Honneur,
PROFESSEUR A LA FACULTÉ DE MÉDECINE DE PARIS,
CHIRURGIEN EN CHEF DE LA MAISON ROYALE DE SANTÉ,
MEMBRE DE L'ACADÉMIE DE MÉDECINE,
DE LA SOCIÉTÉ PHRÉNOLOGIQUE,
ETC. ETC. ETC.

TÉMOIGNAGE
DE MA PROFONDE ET SINCÈRE RECONNAISSANCE.

Leur dévoué Élève,

DAUVERGNE.

ERRATA.

AVANT-PROPOS.

Ayant eu la faculté d'observer pendant un mois les malades cholériques amenés à l'hôpital St-Louis, j'ai pu au milieu d'eux suivre pas à pas la maladie. Le choléra est quelquefois si brusque dans son invasion, si prompt dans sa marche, que l'observateur, pour voir ces changemens instantanés, ne doit pas quitter le lit du malade : ce n'est pas en courant que les observations sévères se font.

En remplissant les fonctions dont j'étais chargé, il m'a été facile de voir jour et nuit les cholériques et suivre exactement les modifications qui sont survenues dans les symptômes. Elève de M. le professeur Alibert, honoré depuis long-temps de son amitié, j'ai pu, dans ses conversations particulières, dans ses visites cliniques, recueillir des documens précieux. Arrivé dans mon pays aujourd'hui, je crois qu'il est de mon devoir de publier les faits que j'ai recueillis, ne voulant renfermer dans ce traité que ce que j'avais vu de mes propres yeux ; si je me suis permis quelques considérations, c'est l'examen des faits qui me les a suggérées. Enfin, j'ai cherché à m'éclairer par l'observation seule, et si mon travail peut rendre quelques services à mon pays, mes désirs et mon but seront remplis.

RECUEIL D'OBSERVATIONS

SUR LE

Choléra-Morbus.

. Amicus Plato , amicus Socrates,
sed magis amica veritas.

..... Quæque ipse miserrima vidi.
VIRG.

ÉTIOLOGIE.

CAUSE PREMIÈRE.

La cause première du choléra est, puisqu'il
faut dire en tout la vérité, inconnue jusqu'aujourd'hui. Son principe propagateur est-il dans
l'atmosphère ? Nous ne pouvons que le supposer.
Les chimistes les plus habiles de la capitale ont
fait l'analyse de l'air des quartiers les plus infectés
de Paris : ils ont trouvé les gaz qui le composent
dans leurs proportions ordinaires et sans aucune
particularité nouvelle. Mais cette expérience n'attaque pas l'opinion des médecins qui croient
l'atmosphère porteur des principes cholériques;
en effet, les fièvres intermittentes qui règnent

dans des pays marécageux ne font bien évidemment aucun ravage sur les contrées voisines mieux situées. Dans ce cas, tout porte à croire que l'air, chargé de miasmes particuliers produits par des émanations putrides, agit sur des individus prédisposés qui le respirent continuellement; eh bien! l'analyse n'a aussi rien fait découvrir. C'est M. Th. de Saussure, à qui la science est redevable de tant d'expériences intéressantes, qui s'est occupé de rechercher, dans l'air des pays marécageux de la Suisse, la cause des fièvres intermittentes.

Ces expériences, toutes négatives qu'elles sont, ne doivent pas changer l'opinion des médecins; voici pourquoi. Les miasmes sont en chimie ce que les derniers atomes sont en physique; l'une n'a pas plus de moyens pour déterminer la composition de quelques miasmes, que la physique d'instrumens pour mesurer un atome isolé. Peut-être que quelques miasmes délétères, contenus dans des centaines de pieds cubes d'air, suffisent pour déterminer le choléra chez un individu prédisposé qui les respire. Eh bien! quels moyens avons-nous pour saisir ces quelques miasmes? avouons-le, aucun. Ainsi on devait voir d'avance que toutes ces expériences, quoique curieuses, ne conduiraient à aucun résultat.

M. Sérulas, présumant que le principe cholérique s'attachait de préférence à la vapeur d'eau contenue dans l'atmosphère, a rassemblé par la

congélation une certaine quantité d'eau tenue en
suspension dans l'air des salles des cholériques.
L'analyse de cette eau a montré qu'elle ne renfer-
mait que ses principes constituans habituels.

CAUSES PRÉDISPOSANTES.

Ici la science s'appuie sur des données plus certaines; l'observation nous a éclairés, et nous pouvons marcher sur l'affirmative. Le choléra, comme
la plupart des épidémies, a attaqué d'abord à
Paris les gens depuis long-temps plongés dans
la misère et privés fréquemment des choses les
plus indispensables à la vie. Le premier malade
qui s'est présenté à l'hôpital Saint-Louis était un
malheureux employé par des cochers de fiacres;
il nous disait que depuis six mois il ne s'était jamais
vu plus de deux sous à la fois. Ce fut après
avoir bu un verre d'eau-de-vie que cet individu
fut attaqué. Chose remarquable! à l'Hôtel-Dieu
les premiers malades admis ont été amenés de la
rue de la Mortellerie, rue étroite, peu aérée et
recevant à peine quelques rayons de lumière. Les
individus qui l'habitent se trouvaient presque
tous dans les conditions les plus prédisposantes,
d'abord mal nourris et très mal vêtus, faisant par
intervalle des excès d'alimens et de vin de mau-
vaise qualité, le plus souvent habitant une cham-
bre étroite où dormait entassée une famille entière.

On a pu observer que l'épidémie a suivi, pour ainsi dire, les degrés de l'échelle sociale. En effet, j'ai remarqué que le choléra sévissait graduellement sur des individus entourés de conditions de moins en moins défavorables. Souvent alors on le voyait avec des symptômes plus benins.

Chez les femmes dont le service m'était spécialement confié, l'âge était une prédisposition. L'épidémie sévit d'abord sur des femmes très âgées ou d'une constitution ruinée. Sur 13 malades dont j'ai consigné l'histoire dans le n° 19 de *la Lancette*, arrivés les premiers jours dans la petite salle destinée alors à M. Alibert, 7 sont mortes; 6 d'entre elles avaient de cinquante à soixante ans, la 7me n'avait que 21 ans, mais elle était maigre et débile et fut apportée à la période d'asphixie. Les 6 autres, dont 4 offraient les symptômes les plus alarmans, avaient de vingt à trente-neuf ans; elles sont sorties parfaitement guéries. Dans les salles de MM. les docteurs Lugol et Manry, j'ai rencontré les mêmes phénomènes. Un état maladif des voies digestives est, quoi qu'en aient dit quelques médecins, une condition favorable pour le développement du choléra. Comme je possède à ce sujet quelques faits remarquables, j'en donnerai brièvement l'historique.

Première Observation.

Un homme de trente-cinq ans environ, employé

à la buanderie de l'hôpital Saint-Louis, portait depuis long-temps un *herpes furfuraceus circinatus* qui couvrait tout son corps. Traité sans succès par la *teinture arsénicale* de Fowler, il avait conservé une maigreur, un affaissement des muscles abdominaux et des douleurs intestinales qui annonçaient la souffrance des organes digestifs. Cet homme, attaqué dès les premiers jours de l'épidémie, fut traité, dans le service de M. Biett, par *les potions, les lavemens laudanisés, les frictions et les sinapismes*, mais il expira quelques heures après.

Deuxième Observation.

Une femme ayant la gale, et se trouvant en convalescence d'une gastrite aiguë, se procura des alimens et du vin dans la nuit du 6 avril ; attaquée dans la matinée du choléra, elle fut transportée de la salle Sainte-Marie au pavillon Gabrielle, où elle mourut vers le midi. Dans ce cas, l'écart de régime est vraiment la cause déterminante, mais l'inflammation de la villeuse gastrique contribuait, on ne peut en douter, à aggraver la maladie.

Troisième Observation.

Une infirmière du pavillon de la lingerie, âgée de quarante-neuf ans, portait depuis plusieurs années des papules prurigineuses sur le visage.

Cette affection déterminait même, à des époques fixes, des érysipèles de la face ; outre cela, cette femme était tourmentée par une entéralgie que je traitais avantageusement par les toniques; enfin elle fut attaquée du choléra le 7 avril. Son atteinte fut instantanée ; sa peau se colora en violet subitement, la prostration était extrême, les douleurs intestinales et les crampes la faisaient cruellement souffrir. Mon ami M. Duchesme prescrivit *frictions, sinapismes, potion et lavement laudanisés, tilleul pour boisson.* La chaleur revint bientôt; le pouls se releva, mais la barre diaphragmatique persistait, et les efforts pour vomir la tourmentaient beaucoup. Etant dans la salle en ce moment, je lui fis appliquer un large *sinapisme* sur l'épigastre; plus tard, l'*ipécacuanha* fut administré. La nuit fut assez bonne, et le lendemain M. Alibert ordonna le *tartre stibié* en lavage. La journée fut très calme, et nous attendions une prompte convalescence. Le soir l'état satisfaisant continuait; cependant je lui ordonnai les *pilules de sulfate de quinine*, et la *décoction de quinquina.* La malade se trouvant assez bien ne suivit pas cet avis et n'en passa pas moins une nuit assez tranquille; mais le matin, au moment de la visite, elle devint tout-à-coup d'un violet noirâtre, un torrent de matières alvines très liquides s'échappa avec bruit; le pouls était insensible, les lèvres noires et le facies entièrement décomposé. (*Frictions, sinapismes aux extrémités et sur l'épigastre, vin de quinquina).* Cet état désespérant s'aggrava graduellement jusqu'au soir. Alors les traits de la face étaient si altérés, la prostration si grande et l'aspect cadavéreux si marqué, que je crus qu'elle allait expirer. Le lendemain je fus bien étonné de la retrouver dans le même état. Comme son dévoiement continuait, je lui fis donner immédiatement un *lavement de quinquina camphré*, qui ne détermina aucune amélioration. La malade mourut à quatre heures après midi.

CAUSES DÉTERMINANTES.

Parmi les causes déterminantes les plus dangereuses, on peut compter les impressions morales : un vif chagrin, les craintes, la douleur occasionée par la perte d'un parent, d'un ami, ont souvent fait déclarer le choléra. C'est ainsi que plusieurs morts dans une famille ont fait croire à la contagion. Voici quelques faits remarquables.

Première Observation.

Une femme âgée de 22 ans, enceinte de 6 mois, et que j'ai déja désignée dans le numéro 21 de *la Lancette*, en apprenant que son mari avait été pris de choléra, ressentit une si vive impression que peu d'instans après elle en fut attaquée elle-même.

.. Transportée dans la soirée du 8 avril à l'hôpital Saint-Louis, je la trouvai dans un état désespérant. Les crampes, mais surtout la douleur diaphragmatique, étaient atroces. (*Frictions, sinapismes aux extrémités et sur l'épigastre, tilleul pour boisson, ipécacuanha.*) Le vomitif lui procura seul quelque soulagement. Le lendemain elle était un peu plus calme, mais le facies plus altéré, la langue couverte d'un enduit jaunâtre très épais. Je lui fis donner, d'après les intentions de M. Alibert, le *tartre stibié* en lavage. Le soir prostration plus marquée. (*Vin de quinquina.*) Elle mourut dans la nuit du 9 avril.

.. Un phénomène qui m'a frappé dans cette observation, c'est la coïncidence de l'impression morale avec la douleur diaphragmatique prédominante. Ce fait justifierait l'opinion des anciens physiologistes sur le plexus solaire. D'ailleurs, qui n'a pas éprouvé, après un vif chagrin, une constriction fatigante à l'épigastre, une inappétence et des nausées lorsqu'on veut prendre quelque nourriture ?

Deuxième Observation.

Un de mes amis me rapportait qu'une dame effrayée du choléra rêva dans la nuit qu'elle en était atteinte. Eveillée par l'effroi, elle se pénétra tellement de la réalité de son rêve, que peu de temps après elle manifesta des symptômes cholériques. Traitée aussitôt, cette malade se rétablit parfaitement.

Troisième Observation.

Une jeune dame, voyant une voiture qui transportait plusieurs cadavres cholériques, fut impressionnée de telle sorte qu'en rentrant chez elle les coliques, les vomissemens la saisirent. Cette dame s'est promptement rétablie.

SUR LA NON-CONTAGION.

LA plupart des médecins qui ont écrit sur la contagion n'avaient pas vu de près le choléra : quelques autres, l'ayant observé avec des idées préconçues, ont voulu soutenir leurs premières opinions. Moi-même, avant d'avoir été témoin de cette épidémie, j'y croyais fermement. Quelques lectures m'avaient fait tomber dans cette erreur. Les idées de contagion qui occupaient M. le docteur François, et dont il nous entretenait fréquemment, n'avaient pas peu contribué aussi à m'affermir dans cette opinion. Enfin, mon intime ami M. Lemasson, interne des hôpitaux de Paris, en publiant un mémoire curieux, manifestait sa croyance en la contagion. Il s'était servi, en compulsant les auteurs, de quelques circonstances favorables à ce préjugé. Certaines particularités sont dans les sciences couvertes quelquefois d'un vernis si séduisant, que l'observateur le plus exact se laisse souvent abuser. Ainsi Bateman et d'autres auteurs anglais prétendent que le favus est une maladie contagieuse ; cependant les expériences de M. Alibert ne laissent aucun doute sur sa non-contagion.

M. Moreau de Jonnès a porté si loin l'idée de contagion, qu'il a admis, chose bizarre ! des contagions aiguës et des contagions chroniques. Cette affection de M. Moreau pour les maladies contagieuses lui fait dire que la lèpre se transmet par le contact. Certes, pour avoir une telle opinion il faut ignorer que Nabuchodonosor, dont l'histoire sainte nous fait un tableau si effrayant, a cohabité long-temps avec une femme qu'il aimait beaucoup. M. le baron Alibert a donné dans sa *Physiologie des Passions* l'histoire très curieuse du dévouement d'une femme auprès de son mari lépreux. Ces deux femmes n'ont point gagné la lèpre !

Ayant soigné un lépreux venu de la Désirade et qui succomba, je fis l'ouverture de son cadavre ; je conserve même une de ses mains dans mon cabinet, et cependant la lèpre ne m'a pas atteint.

Enfin, M. Moreau finit par dire qu'une idiosyncrasie particulière, une disposition morale

solide, entretenue par le courage et la résigna-
tion, pouvaient garantir du choléra. Ceci est
déjà, pour un contagioniste outré tel que M.
Moreau, une grande concession faite à ses con-
tradicteurs.

On dira peut-être : Mais vous admettez que le
principe cholérique réside dans l'atmosphère ;
eh bien, que les vésicules pulmonaires absorbent
le principe cholérique, ou que le mal s'intro-
duise par la peau, n'y a-t-il pas toujours contagion? Je mets en fait que si une telle proposition
était juste, la suivante le serait rigoureusement.
Un individu, voyageant par une nuit froide et
orageuse, a été atteint d'une pneumonie : c'est par
le contact de l'air froid sur les bronches et les vésicules pulmonaires que s'est développée la maladie ; donc la pneumonie prise par le contact est
une maladie contagieuse. Mais je vois que je tombe
dans des sophismes, route que suivent quelques
contagionistes ; revenons à l'observation.

Si le choléra, dans sa marche des Indes vers le
nord de l'Europe, a fait croire, par sa propaga-
tion quelquefois directe, qu'il était contagieux ;
combien de fois ne s'est-il pas arrêté en chemin!
combien de fois aussi n'a-t-il pas franchi des pays
même les plus prédisposés! Enfin n'a-t-on pas vu
des corps de troupes, ayant perdu plusieurs sol-
dats et quittant des pays infectés, arriver dans
d'autres villes sans leur importer la maladie ?

2.

Mais ne suivons point l'itinéraire du choléra dans les pays lointains, ce que le plan de mon ouvrage ne comporte pas; remarquons seulement la manière dont il s'est déclaré à Paris : il est tombé comme une bombe, et précisément dans un quartier que, sans aucun doute, ne fréquentaient pas les lords arrivant de Londres. D'ailleurs, si le choléra eût été contagieux, est-ce que les matelots qui font continuellement la traversée de Douvres à Calais ne l'auraient pas importé avec leurs vêtemens de laine grossiers ou leurs fourrures? et Calais, le Havre n'auraient-ils pas été les lieux primitivement infectés?

A l'hôpital Saint-Louis, les infirmiers soignant directement les cholériques n'ont éprouvé aucun malaise, tandis que d'autres employés à des offices éloignés ont succombé. De toutes les religieuses de l'Hôtel-Dieu et de l'hôpital Saint-Louis qui ont montré un dévouement et un zèle si louables par leurs veilles et leurs soins continuellement prodigués à ces malheureux, deux seulement ont été atteintes. L'une qui a succombé était très âgée et valétudinaire; l'autre, souffrante depuis plusieurs années, n'avait rassemblé quelques forces que par son courage et sa vertu. Assurément c'est plutôt aux fatigues qu'à la contagion qu'elle doit le choléra. Cette religieuse, depuis le 14 avril, se trouvait de mieux en mieux.

M. le docteur Guyon, qui a observé la fièvre

jaune dans divers pays, mu par l'amour de la
science, est allé étudier le choléra dans les Indes-
Orientales, en Russie, à Vienne, Varsovie et Berlin. Il nous disait, il y a peu de temps, chez M.
le baron Alibert, que quelques collègues et lui
avaient couché dans une chemise de cholérique
mort. Il s'était aussi inoculé du sang d'un cholérique mort et du sang d'un cholérique guéri, sans
n'avoir rien éprouvé. Ce même expérimentateur
avait placé des lapins sous les lits des malades, des
pigeons dans les amphithéâtres où reposaient les
cadavres : ces animaux n'avaient nullement été
influencés et conservaient leur agilité ordinaire.
Moi-même, en faisant une autopsie d'une femme
morte du choléra, je me suis déchiré, en soulevant
violemment le sternum, la peau de la face pal-
maire du doigt auriculaire de la main droite ; cependant je n'ai point eu après le choléra. Un
interne de l'hôpital Necker s'est coupé en faisant
une autopsie, et n'a aussi rien éprouvé.

Ces preuves sont, je crois, irrécusables, et je
ne me déciderai à admettre la contagion que lorsqu'on aura bien évidemment montré que la maladie a été transmise par l'inoculation. Mais, me
dira-t-on, il est possible que la maladie ne se com-
munique pas par le contact immédiat; alors elle
doit nécessairement se transmettre par les émanations pulmonaires. Si cela était, les personnes
entourant les cholériques seraient, on ne peut

en douter, les plus exposées ; eh bien, qu'on examine tous les médecins, les élèves, les religieuses et les infirmiers soignant directement ces malades, demeurant constamment dans leur atmosphère, et l'on verra quelle est la proportion comparative des personnes affectées. Voici d'ailleurs l'histoire d'une femme, certes, très prédisposée et qui cependant n'a point gagné la maladie.

Amélie Cordier, âgée de 27 ans, était affectée depuis plusieurs années de la *lepra squammosa alphos*. Les ulcérations, qui avaient envahi tout le sein gauche, la cuisse du même côté et les parois abdominales, étaient à peine cicatrisées, lorsque le choléra s'est déclaré. Cette malade souffrait constamment de l'estomac ; et dans quelques exacerbations, plusieurs médecins ont pensé que la maladie extérieure se manifestait sur la muqueuse gastrique. Cette femme, craignant, lorsque le choléra survint, qu'on ne la renvoyât de l'hôpital à cause de l'encombrement qu'occasionaient les cholériques, prit la résolution de les soigner. Ainsi elle couchait au milieu d'eux, répondait à tous leurs besoins, et cependant elle n'a pas eu le choléra.

On lit dans le numéro 20 de *la Lancette*, que dans une épizootie qui s'est manifestée aux Batignolles-Mouceaux, sur 60 vaches qui furent affectées, 40 succombèrent. Les laiteries contiguës n'ont éprouvé aucune influence, tandis que d'autres, situées à quatre portées de fusil, ont été affectées du choléra.

Les contagionistes qui invitent à s'entourer de mille précautions dans les nécroscopies, que doivent-ils penser en voyant les médecins de la capitale n'en prendre aucune? Ils diront peut-être que le principe cholérique s'est évanoui presque en même temps que la vie, et qu'au moment de la nécroscopie le cadavre a perdu ses propriétés contagieuses. Voici des faits assez curieux.

Trois femmes atteintes du choléra au terme de leur grossesse furent évacuées mourantes des salles de l'hôpital Saint-Louis dans celle des femmes en couche (service de M. Alibert). Mon ami M. Duchesne, espérant soustraire à la mort les enfans que portaient ces malheureuses, voulut faire l'opération césarienne au moment où la malade expirait. Elle fut, en effet, pratiquée sur deux malades; mais les enfans furent trouvés violacés et morts. M. Duchesne, directement exposé aux émanations, n'a ressenti aucun symptôme cholérique. A la troisième malade, ayant fait observer à mon ami que le principe vital se concentrant ici sur les principaux organes, et la circulation ne se faisant plus aux membres, certainement la circulation utéro-placentaire devait être éteinte et par conséquent le fœtus asphyxié,

M. Duchesne partagea mon opinion, et l'opération ne fut point faite.

Voilà la plupart des faits qui me font admettre la non-contagion. Il est possible que plus tard un habile observateur m'oblige à reconnaître mon erreur ; du moins aurai-je la consolation d'avoir partagé les idées des médecins les plus célèbres de la capitale, parmi lesquels je pourrais citer MM. Alibert , Chomel , Duméril , Jules Cloquet , Récamier , Magendie , Dupuytren , Gerdy , Lugol , Biett , Eimery , et d'autres noms tout aussi recommandables.

Il est vrai que le choléra emporte avec lui une certaine malignité. Ce qui me l'annonce, c'est qu'après avoir touché sans précaution des cholériques, il m'est survenu sur les lèvres des élévations vésiculeuses ressemblant assez à l'holophlictis décrit par M. Alibert, qui lui-même, ainsi qu'une religieuse, a éprouvé le même phénomène.

LÉSIONS ORGANIQUES.

Je ne m'attacherai point ici à faire l'histoire de toutes les altérations pathologiques qu'on a rencontrées dans le choléra ; il suffira d'insister sur ce que j'ai vu.

Voici les observations que j'ai recueillies dans les amphithéâtres de l'hôpital Saint-Louis.

ASPECT EXTÉRIEUR.

Les cadavres conservaient généralement leur teinte violacée ; mais elle n'était pas uniformément distribuée comme sur le vivant. On remarquait en effet que certaines veinules cutanées étaient gorgées de sang noir, tandis que les voisines se trouvaient parfois vides et ne communiquaient ainsi aucune couleur à la peau. Cette disposition de la teinte violacée avait de l'analogie avec certaines éphélides. Je n'ai pas remarqué que la putréfaction s'emparât plus vite des cadavres cholériques que des autres. Au contraire, la chaleur se conservait jusqu'au lendemain, même dans le tissu cellulaire sous-cutané : peut-être se conserve-t-elle plus long-temps ; mais les cadavres étant promptement enlevés, je n'ai pas pu poursuivre cette observation.

Ce qui est remarquable, ce sont les contractions des muscles. J'ai observé, je crois, un des premiers à Paris, ce phénomène : l'histoire des malades qui me l'ont offert après leur mort a été consignée dans le numéro 19 de *la Lancette*. Chez elles les muscles des jambes se contractaient alternativement, quelques-unes de ces contractions déterminaient des mouvemens aux orteils, d'autres se bornaient à raccourcir d'une manière spasmodique les fibres musculaires. Mes collègues de l'hôpital Saint-Louis et spécialement M. Marrotte ont observé ces mouvemens sur tous les muscles du corps.

M. le docteur Guyon me disait qu'en piquant un muscle, par exemple le biceps, on déterminait une contraction si violente que l'avant-bras et la main venaient violemment frapper la poitrine. Cette expérience répétée n'a rien produit.

LÉSIONS DES CENTRES NERVEUX.

Les nécroscopies ont fait voir, en ouvrant le crâne, la dure-mère considérablement injectée de sang noir. Les artères m'ont paru vides de sang. Les veines de l'arachnoïde et de la pie-mère étaient très volumineuses : point d'inflammation dans ces membranes. La substance cérébrale conservait sa consistance ordinaire; en la coupant, une infinité de gouttelettes de sang noir s'échappaient des veines encéphaliques. M. le professeur Jules Cloquet a trouvé les veines de la moelle épinière et du rachis dilatées et gorgées de sang noir.

THORAX ET ABDOMEN.

En coupant les systèmes cutané, cellulaire et musculeux, on observait partout l'injection veineuse. Dans la poitrine, j'ai souvent trouvé les poumons sains et parfaitement crépitans. D'autres fois la partie postérieure de ces organes était engouée et l'injection sanguine générale. Le cœur ne m'a rien offert de remarquable, seulement les veines coronaires étaient dilatées. Des caillots de sang noir se rencontrent presque toujours dans l'un et l'autre ventricule.

Les veines stomachiques, mésentériques, sont aussi dans l'abdomen distendues par le sang. Sur les faces de l'estomac et des intestins on voit sous la séreuse leurs diverses ramifications. Le foie est un peu plus rouge dans certains cas. La rate, le pancréas ne m'ont rien offert de particulier. Les reins se présentent comme dans l'état normal, enfin la vessie est généralement contractée et vide d'urine; chez les femmes, l'uterus se trouve dans l'état habituel; mais les ligamens larges, les trompes et les ovaires sont injectés de sang noir.

Maintenant c'est la muqueuse digestive qui doit particulièrement fixer notre attention. Sur un cadavre, venant du service de M. Biett, j'ai vu quelques arborisations dans l'estomac : le cœcum, le colon ascendant et transverse étaient uniformément violacés. Cette injection cessait comme par une section à l'approche du colon descendant. On a trouvé aussi sur un autre sujet quelques petites ulcérations à la valvule iléo-cécale. Ces ulcérations étaient très superficielles et violacées; elles ressemblaient assez à celles que l'on observe dans les *pélioses scorbutiques*.

Enfin, dans les autopsies que MM. Marrotte, Duchesne et moi avons eu occasion de faire, les lésions inflammatoires les plus prononcées que nous ayons trouvées sont quelques arborisations. Ces faits, qu'on observe néanmoins le plus fréquemment, sont loin de ceux où M. Broussais trouve toujours des arborisations considérables, des plaques noires très étendues, la muqueuse de l'estomac gangrenée, etc.; mais ceci ne doit pas étonner : ces lésions sont, on le sait, les favorites de M. Broussais; il était urgent, pour que le choléra fût une gastro-entérite, de les y rencontrer.

Voici deux auptosies que j'avais consignées dans le numéro 19 de *la Lancette*.

Sang noir dans tous les principaux organes, quelques arborisations dans l'intestin grêle, glandes de Peyer très développées, membrane muqueuse d'un blanc jaunâtre, paraissant teinte par les matières contenues dans l'intestin, les veines du cerveau considérablement injectées de sang noir; la substance elle-même de cet organe était sablée de gouttelettes du même liquide.

Dans l'autopsie d'une autre malade morte dans le service de M. le docteur Lugol, j'ai trouvé des altérations assez conformes à celles dont je viens de parler; de plus, la surface de la muqueuse intestinale était couverte d'un mucus rougeâtre, qui disparaissait facilement sous le manche du scalpel ou par le lavage; au dessous la membrane villeuse offrait tous les caractères habituels.

Sur une autre femme apportée dans la période
d'asphyxie, j'ai trouvé la muqueuse digestive parfaitement saine; seulement la partie supérieure
de l'intestin grêle était remplie d'un liquide, qui
était la décoction de quinquina qu'avait prise la
malade. Ce fait, déjà publié dans *la Lancette*,
annonce qu'à une certaine période la vitalité organique est entièrement éteinte, et qu'alors l'ab-
sorption ne se faisant plus, les médicamens ingérés
demeurent sans action.

La lettre de M. Delpech, écrite d'Edimbourg,
sur la lésion du nerf ganglionnaire, a dirigé l'attention des médecins sur ce nerf lorsque le choléra s'est déclaré à Paris. A l'hôpital Saint-Louis,
où l'on s'est livré à ces recherches et notamment
mon ami M. Marrotte; les ganglions ont été trouvés dans l'état sain : je ne sache pas que dans les
autres hôpitaux on ait confirmé l'altération an-
noncée par M. Delpech.

TROUBLE DES FONCTIONS

ET CARACTÈRE DES EXCRÉTIONS

Tous les médecins qui ont étudié le choléra ont
reconnu l'augmentation excessive des sécrétions
intestinales. Cette abondance des liquides sécrétés
ne doit pas son origine à une phlogose de la muqueuse, puisque dans la plupart des cas on ne

rencontre aucune trace d'inflammation. C'est dans le système nerveux qu'on doit en chercher la cause ; en effet, on ne peut pas aujourd'hui nier l'importance physiologique des nerfs dans les fonctions animales. Quant à la nutrition, ces mêmes nerfs arrivant aux dernières ramifications des conduits sanguins, déterminent par leur action jusqu'ici miraculeuse la composition et la décomposition. Ce fait, que je crois avoir prouvé dans un petit ouvrage qui serait sous presse sans l'arrivée du choléra, est d'ailleurs confirmé par une observation remarquable publiée par M. le professeur Dupuytren. Le sujet de cette observation était un individu qui, à la suite d'une carie de l'atlas, eut un des nerfs grand-hypoglosses détruit. La moitié de la langue où se distribuait ce nerf a été complétement atrophiée. Je pourrais citer quelques faits qui me sont propres ; mais revenons aux excrétions.

Les expériences de plusieurs physiologistes ont déterminé l'action des nerfs dans quelques organes importans. Bordeu a démontré depuis longtemps que les glandes cessaient d'agir après la section des nerfs qui s'y distribuent. Or, si dans le choléra nous ne voyons le plus souvent aucune trace d'inflammation, si quelquefois cette phlogose n'est que secondaire ou a des caractères particuliers, si d'autre part nous remarquons que le système nerveux de la vie animale a reçu la plus

violente atteinte , ne sommes-nous pas fondés
d'attribuer ce trouble des fonctions intestinales
à un état morbide des nerfs de la vie organique ?
D'ailleurs, serait-ce sans raison que M. Loder , de
Moscou, place dans le nerf ganglionnaire la cause
du choléra? M. Pinel, en proposant de Varsovie
d'appeler le choléra triplanchnie, avait-il un si
grand tort? non, sans doute. Mais je crois que la
lésion (1) de l'action nerveuse ne se borne pas
au nerf grand-sympathique ; elle envahit tout le
système nerveux.

Dans les nerfs de la vie animale, cette lésion
s'annonce par des douleurs nerveuses atroces
(crampes), par des convulsions, mais surtout par
une prostration effrayante et quelquefois la perte
de sentiment. Quant au système nerveux de la vie
organique, le surcroît de sécrétions intestinales,
les douleurs déchirantes placées précisément sur
des organes où se distribuent des plexus du nerf
grand-sympathique, confirment assez cette opinion. L'action diminuée du cœur et des reins
pourrait aussi s'expliquer par cette lésion des
fonctions nerveuses ; car ne sait-on pas que le
stimulus nerveux ne se répartit également ni
dans l'état physiologique, ni dans l'état patho-

(1) J'emploie ce mot parce qu'il semble mieux caractériser
mon idée.

logique? Tous les organes ne peuvent pas avoir un surcroît d'action vitale ou morbide à la fois. En effet, qui ne sait pas que dans l'acte de la génération les facultés intellectuelles demeurent passives? Au moment où les forces musculaires se déploient, l'intelligence ne peut agir avec la même vigueur, etc. Chez le phthisique, malgré la souffrance des organes de la respiration, l'estomac digère parfaitement. Du reste, le principe morbide, siégeant ici dans le système nerveux, doit avoir, on ne peut en douter, des organes d'élection.

La lésion des fonctions du système nerveux est si évidente, que, dans diverses époques de l'épidémie, tantôt ce sont les symptômes groupés sur les nerfs de la vie animale qui prédominent, tantôt, au contraire, ceux déterminés par les nerfs de la vie organique. A Paris, au moment de l'invasion du choléra, la prostration était extrême, les crampes atroces ; plus tard la maladie se montra avec des caractères moins graves : les nerfs de la vie organique étaient spécialement frappés ; les sécrétions étaient plus abondantes, la douleur diaphragmatique plus prononcée ; mais j'ait fait remarquer, dans le numéro 24 de *la Lancette*, que ces circonstances étaient moins défavorables qu'on aurait pu le croire au premier abord.

Ce résumé d'observations annonçant ce trouble dans le système nerveux ne me donne-t-il pas le

droit, en m'appuyant des expériences de Bordeu,
d'admettre que les sécrétions intestinales dépen-
dent d'une lésion du stimulus nerveux? Car la
muqueuse digestive n'est, pour ainsi dire, qu'un
tissu de glandes, et cette membrane n'est-elle
pas sous l'influence du nerf grand-sympathique?
Eh bien, me condamnera-t-on lorsque, appuyé
sur l'observation, j'adopte une théorie qui s'accorde avec toutes les lois physiologiques, et qui,
en outre, se trouve en harmonie avec les traitemens qui ont le mieux réussi?

CARACTÈRE DES EXCRÉTIONS.

Les matières rejetées, soit par le vomissement,
soit par les selles, sont liquides et peu odorantes
dans la plupart des cas. Celles du vomissement
paraissent verdâtres et bilieuses, quelquefois limpides ou légèrement laiteuses.

On remarque que les sécrétions intestinales
sont ordinairement blanchâtres et floconneuses,
tandis qu'on voit en même temps, sur le même
individu, les matières vomies être manifestement
bilieuses. D'autres fois, la teinte verdâtre se rencontre dans les matières des vomissemens et dans
celles des déjections alvines. Il peut exister une
foule de nuances entre les divers états de ces
sécrétions; mais nous ne pouvons insister sur des
détails aussi minutieux et véritablement inutiles.

Quant aux urines, quelquefois supprimées, elles sont souvent peu abondantes : alors elles sont épaisses, albumineuses et d'un jaune blanchâtre. Ordinairement elles ne présentent pas de caractère très particulier; on les voit limpides lorsque dans la convalescence elles sont abondantes.

SYMPTOMES

ET MARCHE DU CHOLÉRA.

C'EST particulièrement ici que l'esprit d'observation doit nous guider. Si je parviens à faire un tableau exact de ce qui s'est offert à mes yeux, j'aurai rempli, je crois, la tâche que je me suis imposée. Pour arriver à ce but, cherchons à procéder avec méthode.

PHÉNOMÈNES EXTÉRIEURS.

Le grand nombre des malades apportés à l'hôpital Saint-Louis m'a fourni les moyens d'étudier toutes les formes que peut revêtir le choléra. Quant à la couleur de la peau, on la dit ordinairement violacée; cependant, chez certains individus, elle est tout-à-fait différente. Voici ce que j'ai observé. Les personnes d'une constitution bilieuse, dont le teint est ordinairement olivâtre, et celles noircies par l'ardeur du soleil ne deviennent point violacées ; leur teinte cutanée ne demeure pourtant pas à l'état normal ; elle est plus foncée et ardoisée, ou quelquefois bronzée. Chez les personnes blondes ou dont la peau est blanche, la transparence dermoïde laisse distinguer la couleur des veinules cutanées : c'est à cette circonstance qu'est due alors la teinte violacée. Au contraire, chez les personnes d'un teint brun, la couleur transmise par la stase sanguine est obligée de se modifier.

Cette teinte violacée ne se distribue pas d'une manière uniforme. Aux extrémités telles que les mains et les pieds, où le système veineux de la peau a pour l'ordinaire plus de développemens, on la voyait beaucoup plus prononcée ; c'est même sur ces régions qu'on observait primitivement ce symptôme cholérique ; le nez était souvent d'une couleur plus foncée que le reste de la face.

Le facies des malades cholériques est généralement décomposé. Les yeux sont fixes et rentrés dans leurs orbites ; on les voit cernés et sans expression. Les muscles de la face sont très affaissés et n'entrent en action que pour déceler les douleurs qui tourmentent le malade. Les lèvres n'éprouvent quelquefois aucun changement, mais souvent aussi elles deviennent noirâtres. La langue conservait son aspect habituel : au commencement de l'épidémie, elle était humide et souvent froide ; plus tard, on la voyait couverte d'un enduit jaunâtre très épais.

Au premier coup d'œil, la prostration était le phénomène le plus frappant ; les muscles demeuraient sans action. Si un membre était soulevé, il retombait aussitôt par sa propre pesanteur. Le décubitus paraissait être la position favorite des malades cholériques. Enfin, la lésion fonctionnelle nerveuse était, dans les nerfs destinés au mouvement, d'une évidence trop marquée pour que l'observateur même le plus superficiel ne la reconnût pas aussitôt. La voix des malades était très faible : il fallait s'approcher de très près pour les entendre ; leurs réponses étaient lentes et leurs syllabes tremblotantes.

La sensibilité est parfois éteinte, surtout lorsque le refroidissement est très considérable : on a beau pincer les malades, ils n'accusent aucune douleur. J'ai pu remarquer qu'alors les plis faits à la peau demeuraient, comme sur le cadavre, pendant un certain temps. Une femme qui est entrée la première à l'hôpital St-Louis, et dont j'ai consigné l'histoire dans *la Lancette*, ne témoigna qu'une légère sensation de chaleur lorsqu'on la cautérisait sur la région du cœur avec un marteau fortement chauffé dans l'eau bouillante. Cet état si grave ne doit pas faire désespérer ; j'ai vu plusieurs malades qui se sont parfaitement rétablis.

Les facultés intellectuelles avaient générale-

ment perdu leur vigueur. Le cerveau partageait
la prostration générale. Les sentimens d'affection
ou de tendresse paraissaient entièrement étouffés;
cependant j'ai vu une femme qui me demandait
à tout instant à voir sa fille. Cette même femme,
amenée dans l'état le plus alarmant, continuellement inquiète sur le sort de son enfant, sortit
de l'hôpital au milieu de sa convalescence. Heureusement elle n'a pas éprouvé de rechute.

Enfin, les cholériques ne sont vraiment occu-
pés que de leur propre état : j'en ai vu qui, arrivés au début de la maladie, conservant encore
toutes leurs facultés intellectuelles, ne manifestaient aucune inquiétude de quitter leurs parens
qui fondaient en larmes en se retirant. Chose
remarquable! certains malades, alors qu'ils étaient
dangereusement affectés, n'éprouvaient aucune
impression en voyant mourir ceux qui se trouvaient à leurs côtés, tandis qu'au milieu de leur
convalescence ils manifestaient le plus terrible
effroi à la vue seule d'un agonisant.

Au commencement de l'épidémie, l'abaisse-
ment de température était alarmant chez les
malades : en les touchant on croyait sentir le
froid glacial du cadavre. Alors on avait la plus
grande peine à les ramener à la chaleur, et quelquefois ne parvenait-on qu'à en obtenir une très
faible, suivie d'une sueur froide. Vers le 8 avril,
époque où la maladie a commencé à se modifier,

le refroidissement n'était pas si marqué : il se bornait fréquemment aux jambes et aux extrémités des membres pectoraux. Les frictions et les sinapismes ramenaient presque aussitôt une chaleur halitueuse ; mais le toucher annonçait que la peau se trouvait néanmoins dans un état anormal.

Il survient un moment où tous ces symptômes terribles s'amendent chez quelques cholériques par l'effet de la médication. La chaleur revient plus ou moins vite, mais graduellement ; une transpiration favorable s'établit, et en même temps l'injection veineuse s'efface. Au milieu de tous ces changemens, le visage prend une expression différente. Souvent, surtout après le quinquina, l'injection veineuse est remplacée par une couleur rosée des pommettes, les yeux se dirigent sur les points où l'attention est appelée, les muscles de la face se mettent en harmonie avec la pensée du moment. Le malade se complaît vraiment dans son bien-être, et il se trouve heureux d'en avoir la conscience ; cependant il est encore méfiant de lui-même, il cherche à lire sur la figure des personnes qui l'entourent, et surtout du médecin, s'il ne se trompe pas. Malgré cette amélioration la faiblesse est extrême, le malade est parfois inquiet, un rien le fatigue ou lui déplaît ; il a une infinité de fantaisies souvent tout aussi fatigantes que celles de la petite-maîtresse la plus capricieuse.

PHÉNOMÈNES INTÉRIEURS.

Nous venons d'examiner les symptômes cholériques qui se présentent d'abord à la vue ou qui, émanés des sens, viennent aussitôt frapper l'observateur. Maintenant cherchons à nous rendre compte de l'état des divers organes intérieurs, des douleurs nerveuses, et complétons le tableau du choléra.

L'invasion du choléra s'annonce, pour l'ordinaire, par des douleurs intérieures, telles que des coliques, de légères crampes, etc. ; la plupart des malades qui ont été admis à l'hôpital Saint-Louis avaient le dévoiement depuis deux ou trois jours ; plus tard la teinte violacée, la prostration et l'altération des traits de la face se manifestent. L'atteinte peut aussi être instantanée ; alors le malade éprouve des vertiges, une constriction précordiale, la prostration du système nerveux survient, et le malade se laisserait tomber si l'on n'accourait à son secours. En même temps que ces phénomènes s'annoncent, la teinte violacée, les vomissemens, les selles, les crampes surviennent, et dans quelques minutes les symptômes les plus effrayans se trouvent réunis sur un même individu.

Des atteintes si promptes sont heureusement plus rares que ne le pensent communément les personnes du monde. Il n'est pas un médecin qui

n'ait constaté que la plupart des malades avaient
éprouvé des symptômes précurseurs : en traitant
aussitôt ces prodromes, on aurait peut-être
détruit le levain cholérique. C'est ainsi que plusieurs personnes soignées aussitôt pour des coliques et la diarrhée n'ont point eu le choléra.
D'ailleurs l'épidémie s'est manifestée à Paris au
moment où on l'attendait le moins ; le peuple n'é-
tait point instruit de ses symptômes et commet-
tait, lors même qu'il se trouvait sous l'influence
cholérique, les plus graves imprudences. Je me
trouvais avec mon ami M. Duschesne lorsqu'un individu, venant lui demander quelques conseils,
se plaignit de coliques, de dévoiement et de crampes qu'il ne pouvait soulager, disait-il, pendant
la nuit qu'en demeurant sur le sol à pieds nus.
Remarquez que cet homme, trompé par le bien-
être momentané que le changement subit de température lui occasionait, se livrait à cette dange-
reuse manœuvre plusieurs fois dans la nuit. Je
n'ai plus entendu parler de cet homme, c'est ce
qui me fait croire que les conseils de mon ami lui
ont été favorables.

Que l'atteinte du choléra soit instantanée, qu'au
contraire les symptômes se soient accumulés graduellement, un moment arrive où chez certains
individus les phénomènes paraissent identiques.
Toutefois, il est d'observation qu'après quelques
jours de prodromes, tels que la diarrhée, les

crampes légères et la céphalalgie, le vomissement
survient, le dévoiement augmente, les crampes
sont plus douloureuses ; bientôt la teinte violacée
s'empare du malade, et le choléra a pris enfin
ses caractères habituels. Mais lorsque la maladie
sévit de cette manière, bien que les symptômes
soient aussi prononcés, je crois qu'il est loin de
présenter la même gravité que sur un individu
attaqué subitement, parce qu'alors cette circonstance annonce véritablement une plus grande
prédisposition, et partant, une tenacité souvent
insurmontable.

Voici les symptômes du choléra parvenu à son
summum d'intensité : douleur fixée à l'épigastre,
le plus souvent barre diaphragmatique, déter-
minée sans doute par l'état morbide du plexus
solaire ; les phénomènes de la respiration paraissent quelquefois enrayés. En auscultant la poitrine j'ai à peine entendu la respiration ; chez
d'autres malades on distinguait parfaitement
l'expansion pulmonaire ; le cœur ne faisait sentir
ses pulsations que par un bruissement à peine
sensible chez les malades de qui le pouls radial
avait cessé de battre ; chez d'autres, dont le pouls
se distinguait encore, les battemens du cœur
étaient lents, mais manifestes.

Les douleurs abdominales sont ou localisées
dans les hypocondres ou ambulantes dans diverses
circonvolutions intestinales ; malgré cela, les

pressions exercées sur l'abdomen occasionaient
rarement une plus vive douleur : les vomissemens,
les déjections alvines accompagnent cet ensemble
de symptômes. Chez certains malades les vomissemens étaient plus fréquens, chez d'autres c'é-
taient les déjections alvines ; quelquefois on les
voyait alterner. Enfin, beaucoup de malades se
plaignaient des douleurs qu'occasionaient les efforts pour vomir, mais presque tous ressentaient
du soulagement après les selles.

Quant au pouls, il a offert des variations suivant
l'époque de l'épidémie. Sur les premiers malades
apportés à l'hôpital on ne sentait généralement
que les pulsations de l'artère brachiale ; le pouls
radial était insensible, même lorsque la chaleur
était revenue. Plus tard il était lent et très petit,
mais la maigreur des malades permettait quelquefois pendant les pulsations de distinguer la
forme cylindrique de l'artère radiale. La coïncidence des phénomènes de la circulation avec
les phénomènes nerveux est remarquable. On a
vu, en effet, qu'au moment où la lésion des
nerfs du mouvement était le plus prononcée, le
cœur se ressentait également de cette faiblesse,
et le sang artériel parvenait à peine aux troncs
principaux. Ce fait ne confirmerait-il pas les
connexions physiologiques qu'a établies Legal-
lois, par ses expériences, entre le cœur et la
moelle épinière ? Enfin, lorsque plus tard le mal

siégeait de préférence sur les organes dépendans
du grand-sympathique, on a senti le cœur battre
avec plus de force, et le pouls radial, quoique faible, continuer à se faire sentir. Les crampes surviennent dans la plupart des cas; il est peu de
malades qui en proie aux autres symptômes cholériques ne les aient pas ressenties. Quelques médecins les considèrent même comme le signe patho-
gnomonique du choléra; elles déterminent des
douleurs vraiment déchirantes. J'ai vu des malades
qui demandaient avec instance qu'on leur coupât
les jambes, et certes j'ai pu me convaincre qu'ils le
disaient sincèrement. Ces douleurs nerveuses ne se
manifestent pas dans tous les membres à la fois,
c'est-à-dire, qu'au moment où les jambes éprouvent de violentes douleurs, celles des bras paraissent tolérables, et *vice versâ*. Une négresse, dans
le service de M. Manry, jetait des cris perçans
de douleur; elle se plaignait d'une manière dé-
chirante tantôt de ses jambes, tantôt de ses bras.

Les muscles du dos et des lombes sont aussi affectés dans ces circonstances. Il semble aux malades
que chaque fibre musculaire se contracte graduellement, et les douleurs augmentent à mesure. Cette contraction n'est point perçue par
nos sens; on ne voit pas la colonne vertébrale
s'infléchir, mais c'est la sensation douloureuse
que désignent les malades pour caractériser leurs
souffrances. Vers le milieu de l'épidémie, les

crampes, ainsi que tous les phénomènes nerveux de la vie animale, étaient moins intenses ; cependant elles étaient encore le symptôme le plus marqué qui annonçât la lésion de ces nerfs.

Les convulsions, qu'on a rarement observées, se caractérisent par de violentes contractions musculaires ; les membres prennent différentes positions, et, au moment de la contraction, l'individu le plus vigoureux ne pourrait les fléchir : les contractions diverses des muscles de la face et les mouvemens des yeux donnent à la physionomie le caractère le plus effrayant.

DE LA RÉACTION.

Je me suis déterminé à parler séparément de la réaction pour qu'on pût plus facilement en saisir les caractères. L'on sait généralement que la réaction amenée par la nature réclame les secours de la médication ; elle est d'autant plus favorable qu'elle s'établit moins subitement : la nature ne marche pas par secousses, tout s'opère par gradations insensibles dans notre machine organisée ; il n'est que les accidens qui viennent en troubler le mécanisme qui éclatent comme la foudre. Ainsi, chez une femme, dont j'ai parlé dans le numéro 29 de *la Lancette,* il se manifesta une réaction si forte qu'en peu d'instans la sueur

inonda son visage, la peau, sans être brûlante,
était chaude et baignée de sueur; la face était co-
lorée en rouge foncé. Cette circonstance m'a fait
dire qu'une diaphorèse excessive pouvait, dans le
choléra, devenir un symptôme funeste. Torti
avait déjà fait cette observation dans les fièvres
intermittentes.

Qu'on ne s'attende pas à voir dans la réaction
le tableau d'un état inflammatoire : la peau conserve fréquemment sa teinte violacée ; la chaleur est cependant revenue, et souvent la peau
halitueuse ; la langue ne change pas d'aspect et
les traits de la face expriment plutôt l'abattement
que la souffrance. Les douleurs nerveuses sont
considérablement amendées, souvent même elles
ont entièrement disparu. La chaleur halitueuse
étant établie, quelquefois les vomissemens ces-
sent, les selles diminuent de fréquence, et l'écoul-
lement des urines se fait pour l'ordinaire dans ce
moment. Lorsque la douleur diaphragmatique
est très prononcée, elle persiste si l'on ne dirige
contre elle les moyens appropriés. Le pouls, d'insensible qu'il était, bat lentement et offre parfois
quelques irrégularités. Enfin, l'équilibre semble vouloir s'établir alors dans l'organisme, et le
médecin doit profiter de ce moment favorable
pour seconder les bonnes intentions de la nature.

La réaction ne s'opère pourtant pas toujours
d'une manière si franche, quelques-uns de ses

symptômes propices peuvent manquer; mais si
la sueur ne devient point glacée, si la face ne
change pas notablement d'expression, on ne doit
pas désespérer.

DU PRONOSTIC.

DU PRONOSTIC TIRÉ DES EXCRÉTIONS.

La fréquence des déjections alvines et des vomissemens, quoique annonçant une lésion profonde des nerfs de la vie organique, n'est pas un
symptôme aussi défavorable qu'on pourrait le
croire. Au commencement de l'épidémie, j'ai vu
mourir plusieurs individus chez qui les vomissemens et les selles avaient été très peu fréquens,
mais dont le symptôme fâcheux était la prostration tout-à-fait invincible; des malades, au
contraire, qui avaient eu des vomissemens très
abondans et des selles fréquentes, se sont complétement rétablis. Les matières alvines très limpides et presque aqueuses m'ont paru coïncider
avec des états graves.

L'excrétion des urines est un symptôme très
favorable; certains malades dans un état alarmant et chez lesquels l'excrétion des urines n'avait

pas été interrompue, sont sortis guéris : leur suppression est toujours un accident funeste surtout si la chaleur est revenue. Enfin, chez les femmes, l'écoulement des règles m'a paru très favorable; elles s'établissent ordinairement pendant la réaction. Je crois qu'Ernestine Devat, désignée dans *la Lancette*, doit à cette circonstance sa prompte guérison.

DU PRONOSTIC

FONDÉ SUR LES PHÉNOMÈNES NERVEUX.

Parmi les phénomènes nerveux les plus redoutables, on doit compter en première ligne les crampes, ensuite la barre diaphragmatique; les convulsions sont aussi très aggravantes, heureusement on les rencontre rarement; mais les malades chez qui je les ai observées sont morts dans quelques heures. Enfin le froid glacial est funeste en ce qu'il existe toujours avec une prostration excessive et avec la lenteur et la faiblesse des organes de la circulation.

DU PRONOSTIC FONDÉ SUR LA COULEUR

ET L'EXPRESSION DE LA FACE.

Lorsque, après la réaction et l'usage du quinquina, on trouve sur les malades une teinte rosée des pommettes, qu'en même temps le pouls est revenu, que la chaleur se soutient, on peut, selon moi, porter un pronostic favorable. Cette injection artérielle des pommettes est même un des signes les plus caractéristiques de l'action du quinquina. Quant à l'expression de la physionomie, si les traits sont concentrés sur la ligne médiane, si les yeux sont cernés, enfoncés dans leurs orbites et immobiles, l'état des malades est désespérant.

DU PRONOSTIC FONDÉ SUR LE POULS.

Si le pouls radial est insensible, si en même temps les artères temporale et faciale ne battent plus, si tous ces phénomènes coïncident avec un froid glacial, le pronostic est nécessairement funeste; si au contraire l'artère radiale reçoit des ondées considérables de sang artériel, qu'on ne redoute point l'état inflammatoire, la chance est des plus favorables.

DE LA CONVALESCENCE.

Certaines particularités s'étant rencontrées chez les convalescens cholériques, je crois que ce ne sera pas inutilement que je consacrerai quelques lignes à ce sujet. Après la réaction, le bien-être est quelquefois très marqué et survient dans un

espace de temps assez court; le plus souvent on
remarque néanmoins que les symptômes alarmans
disparaissant, les favorables se montrent avec lenteur et d'une manière progressive. La peau, chez
ces malades, conserve une douce chaleur; le pouls,
surtout chez ceux qui ont fait usage de quinquina,
est lent et régulier, mais on s'aperçoit que l'ondée
de sang qui pénètre l'artère est très considérable.
L'expression de la physionomie est complétement
revenue; la langue s'est entièrement dépouillée de
son enduit jaunâtre, et n'offre rien de particulier.
La faiblesse est alors le symptôme prédominant; la
lassitude dans l'appareil musculaire inquiète les
malades ; ils accusent souvent à l'estomac un sentiment de faiblesse et de faim qui les tourmen-
terait beaucoup si l'on ne leur donnait quelque
nourriture. Du vin généreux, tel que le Bordeaux,
le Malaga, a paru combattre efficacement cette
sorte de gastralgie. Enfin, une chose remarquable
et qui a particulièrement fixé mon attention, c'est
que les malades chez lesquels nous avions vu
la prostration considérable, les crampes très douloureuses, ont eu une convalescence bien plus
longue et plus pénible que les malades dont les
symptômes morbides siégaient plus spécialement
sur les organes dépendans des nerfs de la vie organique. Ces convalescens, comme je l'ai déjà fait
remarquer, sont impressionnables à la moindre
des choses ; il paraît que le système nerveux a

acquis un surcroît d'irritabilité ; un rien les fatigue, la moindre des choses les importune ou les inquiète.

Enfin les convalescens exigent les soins les plus minutieux. Parmi les alimens qu'on doit leur permettre, ceux qui, contenant beaucoup de principes nutritifs, sont digérés avec facilité, réclament la préférence. Ainsi les crêmes de riz, des bouillons gélatineux, plus tard la viande de poulet, du vin de Bordeaux et de Malaga, en petite quantité, doivent servir à leur alimentation. Pour calmer la soif qui tourmente souvent certains malades, l'orangeade est une très bonne boisson; mais je préférerais leur donner des quartiers d'orange de temps à autre, et ensuite de l'eau de riz pour boisson habituelle.

DU TRAITEMENT.

C'EST pour cet article seul que j'ai en quelque sorte publié ce recueil ; c'est ce chapitre dicté par l'expérience qui doit le plus intéresser Marseille, si malheureusement le choléra vient sévir sur ses habitans. Je dois donc ici exposer, avec le plus d'ordre possible, les observations que j'ai faites à l'hôpital Saint-Louis. Deux traitemens m'ont paru s'accorder le mieux avec la théorie, et l'expérience les ayant sanctionnés, il est utile qu'on les connaisse avec détail. MM. Alibert et Gerdy ont acquis des droits à notre gratitude en mettant en usage des médications aussi favorables pour combattre ce terrible fléau. Elève de M. le baron Alibert, spécialement attaché au service de ses salles, je n'ai pu suivre avec autant d'assiduité les succès de M. Gerdy; je me bornerai donc à exposer sa méthode, et j'indiquerai les cas où ces deux traitemens pourraient être avantageusement combinés.

M. Gerdy, connu depuis long-temps dans la science par ses ouvrages et son érudition médicale, ayant examiné les lésions organiques des centres nerveux dans le choléra, a pensé que des révulsifs énergiques, immédiatement appliqués le long de la colonne vertébrale, pouvaient, en déterminant une excitation particulière, amener un changement favorable. Il a dans cette intention fait appliquer trois vésicatoires, un derrière le cou, l'autre au dos et le troisième aux lombes. M. le professeur Jules Cloquet avait, avant lui et dans le même but, fait frictionner la région dorsale avec de la pommade stibiée; mais cette médication paraît avoir été moins heureuse que la précédente. Lorsque, avec la prostration, M. Gerdy observe un trouble considérable dans les organes intérieurs, il ajoute à ce premier appareil de révulsifs deux nouveaux vésicatoires à la partie interne des membres inférieurs. Enfin M. Gerdy

fait prendre pour boisson ordinaire une sorte de
potion de Rivière ainsi composée :

Eau de Seltz.

Sirop ordinairement choisi parmi les toniques.

Jus de citron exprimé au moment où le malade
va prendre son verre de boisson.

En même temps , M. Gerdy ordonne des lavemens d'eau de son, où l'on ajoute *un gros de camphre*. Tel est le traitement de ce médecin; il le
modifie toutefois d'après certaines individualités
que le praticien seul peut distinguer. Il est inutile de dire qu'on joint à ces moyens les frictions
stimulantes et les sinapismes aux extrémités.

Maintenant indiquons le traitement de M.
Alibert et les motifs qui ont engagé ce professeur
à employer le quinquina. Ayant médité les observations de Torti sur la fièvre intermittente cholérique qu'il a étudiée ensuite lui-même, M. Alibert,
en trouvant une analogie si frappante entre le
choléra et cette fièvre, rapprochant d'ailleurs la
prostration, ici si effrayante, de celle qu'on observe dans les fièvres pernicieuses qu'il a si bien
décrites et dont il s'est long-temps occupé avec le
célèbre Pinel ; M. Alibert, dis-je, a voulu, d'après
toutes ces considérations, employer le quinquina.
A sa première visite, son esprit observateur
recherche les plus petits détails, s'enquit des
moindres circonstances ; il fit ensuite les pres-
criptions que nous désignerons plus bas, et des

malades qui ne devaient avoir que quelques heures d'existence furent trouvés le lendemain dans le meilleur état.

Voici ce traitement. Dans certains cas qui seront exposés ici, on verra les modifications que le praticien peut heureusement apporter à quelques individualités.

MÉDICATION EXTÉRIEURE.

Frictions faites avec un morceau de flanelle ou tout autre tissu de laine imbibé de la liqueur suivante :

> Alcool à 35 degrés, 1 livre.
> Ammoniaque liquide, iv onces.

Lorsqu'on avait déterminé la rubéfaction de la peau des jambes, on les entourait avec de larges *sinapismes* composés de

> Moutarde,
> Ail,
> Vinaigre,
> Hydrochlorate d'ammoniaque,

dont on saupoudrait le sinapisme.

Quant aux membres supérieurs, on se contentait de les frictionner de temps à autre et de les tenir constamment enveloppés dans des linges très chauds. Si le pouls était insensible ou très lent, des frictions sur la région du cœur que l'on recouvrait ensuite d'un *sinapisme*, m'ont paru très uti-

les. J'ai remarqué que dans les douleurs diaphrag-
matiques un *sinapisme* sur la région déterminait
aussi une révulsion favorable; des linges brû-
lans entouraient toujours le corps des cholériques. Cet ensemble de moyens ramenait promptement la chaleur, sauf dans les cas où le malade,
conduit à la période d'asphyxie, était déjà inondé
de sueur glaciale. Au commencement de l'épidémie, on avait voulu employer les bains de
vapeurs, les fulmigations alcooliques ou aromatiques; mais malgré la commodité et la proximité
des appareils de l'hôpital Saint-Louis, on a re-
noncé à cette pratique.

MÉDICATION INTÉRIEURE.

Avant de parler de la médication de M. Alibert,
rappelons quelques-unes de ses opinions sur les
évacuations sanguines tant vantées par certains
médecins systématiques. M. Alibert emploie assez
souvent les évacuations sanguines locales, et de
préférence les sangsues à l'anus lors de la réaction,
parce que, sans combattre l'essentialité de la
maladie, elles dégorgeront heureusement le système veineux abdominal. Ce professeur rejette,
sauf une indication particulière, les saignées géné_
rales, à cause de leur action trop directe sur le
système nerveux. Ainsi elles diminuent la vitalité
déjà trop affaiblie chez les cholériques, et enlè-

.vent des matériaux souvent précieux et toujours nécessaires pour seconder les efforts de la nature.

Le choléra a présenté à Paris, comme je l'ai déjà dit, deux époques bien distinctes; nous devons faire attention à ces circonstances pour bien comprendre le traitement de M. Alibert. A l'invasion du choléra, M. Alibert, particulière-ment attentif à la prostration, alors prédominante sur les autres symptômes, a donné tout de suite le quinquina; plus tard, la langue a paru plus saburrale; les selles, les vomissemens plus abon-dans; c'est en ce moment qu'il a modifié sa médi-cation, et n'a donné le quinquina que lorsque les voies digestives avaient été préparées par l'ipéca-cuanha et le tartre stibié. Je vais commencer par donner le traitement de la première époque et quelques observations qui y correspondent; ensuite nous examinerons celui de la seconde. On pourra ainsi voir que M. Alibert a poursuivi en quelque sorte la maladie, et qu'il n'a modifié sa médication qu'au moment où il a vu le cho-léra changer de caractère.

Voici comment M. Alibert administrait le quin-quina : *douze pilules de sulfate de quinine d'un grain chacune.* Ces pilules doivent être données, d'après la méthode de Torti, à des doses successi-vement décroissantes. Pour cela on les fait prendre à une heure d'intervalle; on commence par en donner 3 ou 4, suivant le cas et les heures, d'après un nombre progressivement moindre. Arrivé à une seule pilule, on continue toujours d'heure en heure jusqu'à ce que les XII grains de *sulfate de quinine* soient épuisés. Lorsque la prostration était extrême et qu'il était nécessaire que le médicament eût une action prompte et excitante, M. Alibert donnait en même temps quelques cuillerées de *vin de quinquina.* On remarquait aussi quelquefois que l'estomac, ne pouvant pas souffrir les pilules, se trouvait fort bien de ce vin.

Enfin, M. Alibert faisait prendre pour boisson habituelle une *décoction de quinquina faite avec deux gros par pinte de liquide* ; mais comme le quinquina excite la soif, qui dans le choléra fatigue déjà les malades, M. Alibert faisait alterner cette boisson avec une *limonade désaltérante*. On joignait à cet ensemble de moyens des lavemens ainsi composés :

> Quinquina, un gros.
> Eau, une livre.
> Camphre en suspension par un mucilage, un gros.

Ce traitement était ensuite modifié suivant les circonstances. Ainsi, chez les individus où la sensibilité abdominale était très prononcée, M. Alibert appliquait avec avantage *des sangsues à l'anus* ; chez d'autres sur qui des convulsions survenaient, *les potions landanisées* étaient administrées en même temps que les préparations de quinquina. Dans ce cas on pourrait aussi, comme

le faisait Comparetti pour les fièvres intermittentes cholériques, édulcorer la décoction de quinquina avec *deux onces de sirop de pavot blanc*.
Enfin, lorsqu'après la réaction la plupart des symptômes alarmans étaient amendés, si l'écoulement
de l'urine n'avait pas lieu, M. Alibert employait
avec succès une *infusion de pariétaire* à laquelle
on *ajoutait six grains de nitrate de potasse* par
pinte de liquide.

Maintenant je mettrai sous les yeux du lecteur
quelques observations qui, en lui indiquant certaines individualités, lui feront voir en même
temps les modifications qui ont été apportées au
traitement. Comme le plan de mon ouvrage ne
me permet pas de m'étendre beaucoup, je ne
donnerai ici que quelques faits et choisirai ceux
qu'ayant recueillis avec soin, j'ai déjà publiés
dans *la Lancette*.

Première Observation.

La nommée Laplanche, dévideuse, âgée de 39
ans, éprouva, le 31 mars, à 5 heures du matin,
des douleurs intestinales, de fréquentes déjections alvines très liquides ; les vomissemens alter-
naient assez régulièrement avec les déjections,
mais paraissaient survenir moins fréquemment.
Cette malade fut transportée à une heure après
midi à l'hôpital Saint-Louis ; elle présentait alors
une injection veineuse capillaire répandue sur

toute la peau; la face était décomposée, les regards incertains, les yeux larmoyans, le refroidissement considérable ; le pouls très petit et lent, donnait à peine trente pulsations par minute; des crampes, notamment aux jambes, déterminaient des douleurs atroces. La prostration était extrême : si l'on soulevait un membre, il retombait aussitôt ; tout annonçait la faiblesse dans le système musculaire, la voix même était faible et à peine distincte. M. le chirurgien de garde et moi avons donné les premiers soins à cette malade; prescription : *frictions avec un mélange d'eau-de-vie camphrée et d'ammoniaque liquide, sinapisme, 30 sangsues à l'anus, infusion de camomille pour boisson.*

Enfin, dans l'intention d'exciter les battemens du cœur, on appliqua sur la région précordiale *un marteau fortement chauffé dans de l'eau bouillante*; la malade accusa alors une légère douleur, et ensuite le pouls qui était insensible ne devint manifeste que pour s'étendre quelques instans après. La chaleur était revenue, mais l'injection veineuse persistait et le pouls radial se trouvait de nouveau insensible; à peine sentait-on quelques pulsations à l'artère brachiale. M. Alibert trouva la malade dans cet état, et, après l'avoir examinée avec soin, il fit la prescription suivante : *continuation des sinapismes aux jambes; décoction de quinquina pour tisane, alternant avec une*

*limonade tartarique ; lavement de quinquina cam-
phré; pilules de sulfate de quinine d'un grain
chaque*, à donner à une heure d'intervalle et par
doses successivement décroissantes ; on a commencé par en donner trois.

La malade, après cette médication, a dormi,
suivant son expression, *trois grosses heures ;* elle
a conscience de son bien-être ; l'injection veineuse
cutanée est entièrement disparue, les yeux ont
repris leur état habituel; les muscles de la face,
quoique encore prostrés, prennent assez bien
l'expression de la pensée que veut émettre la malade : le pouls est lent, mais se sentant parfaitement, et la maigreur de cette femme permettait
même d'apprécier la forme cylindrique de l'artère radiale. M. Alibert, à sa visite du matin, a
continué la même prescription, seulement à une
dose décroissante; ainsi, *un verre de décoction
de quinquina par deux verres de limonade tartarique*, etc. A onze heures, le mieux continuait et
la malade manifestait le désir de se livrer de nouveau au sommeil.

Voici l'état de cette malade pendant les journées des 3, 4 et 5 avril : pouls très développé,
assez fréquent, couleur rosée de la face ; aucune
douleur intérieure ne se faisait sentir ; les urines,
abondantes jusque-là, parurent supprimées dans
la journée du 3. M. Alibert ordonna, le soir, *une
infusion de feuilles de pariétaire avec* vi *grains*

de nitrate de potasse, *et un lavement émollient.*
L'emploi de cette tisane fut couronné de succès,
et la malade s'est trouvée dans le meilleur état.
Le 4 avril on lui accorde des bouillons ; le 5,
une légère épistaxis s'est manifestée, l'injection
artérielle diminue ; elle prend *limonade tarta-*
rique, oranges, lavemens émolliens, et pour
nourriture des bouillons. La vue des mourantes
exerçant sur elle une impression pénible, on l'a
transportée dans la salle de convalescence, où
son régime nutritif s'est composé de *crèmes de*
riz et de quelques *oranges* ; plus tard on lui a
donné une alimentation plus solide et du vin généreux. Cette malade est sortie guérie le 9 avril.

Deuxième Observation.

Ernestine Devat, brodeuse, âgée de 31 ans,
éprouvait des coliques légères depuis deux jours ;
le matin du 31 mars, ses coliques augmentèrent,
elle eut plusieurs déjections alvines et des vomissemens liquides : la température des membres
était notablement diminuée ; elle éprouva aussi
des crampes. La malade était tourmentée par
une céphalalgie fatigante, le pouls était petit et
lent, l'abdomen douloureux à la pression ; l'écoulement menstruel se faisait en ce moment. M.
Alibert prescrivit *sinapismes aux extrémités; dé-*
coction de quinquina; alternant avec une tisane
d'orge; sulfate de quinine administré, comme

*chez la malade précédente ; un lavement d'une
décoction de son avec un gros de camphre ; cata-
plasme émollient* sur le ventre. Le lendemain la
chaleur était revenue, la céphalalgie, les crampes avaient cessé pendant la nuit; la malade dormit deux heures. A onze heures du matin, elle
éprouva de nouveau des douleurs épigastriques ;
quelques verres de *décoction de quinquina* que je
lui fis donner apaisèrent ces souffrances. Le 2
avril elle commença à prendre des bouillons;
bientôt on augmenta son alimentation, et cette
malade sortit le 4 parfaitement rétablie.

Troisième Observation.

Faivre Marie-Elisa, âgée de 21 ans, amenée à
l'hôpital Saint-Louis le 2 avril, après avoir eu
dans la nuit des vomissemens et des selles fréquentes ; prostration extrême, face décomposée,
coloration violacée de toutes les parties du corps,
ardeur brûlante de l'anus, douleurs ambulantes
dans l'abdomen, point de crampes : *quarante
sangsues à l'anus, frictions, sinapismes, quinquina en décoction, camomille, potion lauda-
nisée.* Les vomissemens, par leur difficulté, fati-
gant beaucoup la malade, le dévoiement aug-
mentant jusqu'à quinze selles dans un espace de
temps assez court, les infusions, les potions lau-
danisées, la décoction de quinquina étant rejetées,
j'administrai le soir *deux cuillerées de vin de*

quinquina, et prescrivis *un lavement de quinquina camphré.* Les vomissemens cessèrent pendant la nuit, la malade rendit en cinq selles des matières liquides, porracées, très fétides. Le matin, nouveau lavement de *quinquina ;* elle alla deux fois à la selle de cinq heures à midi.

Dans la soirée et pendant la nuit, les déjections alvines, mais surtout les vomissemens, revinrent avec une nouvelle intensité; la malade était inquiète et agitée, M. Alibert prescrivit *seize grains d'ipécacuanha en deux doses à une heure d'intervalle.* Après deux vomissemens et quelques selles, l'état s'améliora sensiblement. On transporta la malade le 5 avril dans une salle de convalescence; un sommeil calme s'empara d'elle, il fut permis de lui administrer quelques bouillons qu'elle digéra parfaitement. Le 6 avril, elle prenait des crêmes de riz, des bouillons et une boisson mucilagineuse. Un sentiment de faiblesse et de faim tourmentait beaucoup cette malade; M. Alibert lui faisait donner quelques cuillerées de *vin de quinquina,* et graces à cette médication et à des alimens peu abondans et choisis, cette malade s'est tout-à-fait rétablie et est sortie de l'hôpital le 14 avril.

Quatrième Observation.

Une infirmière du pavillon de la lingerie, âgée de 20 ans, très bien constituée, fut prise de vomissemens dans l'après-midi du 7 avril ; elle se mit au lit vers les trois heures du soir. Appelé en ce moment, je la trouvai considérablement refroidie, le pouls était petit et lent ; elle se plaignait de douleurs dans l'abdomen et de crampes ; la peau était violacée. *Frictions, sinapismes, infusion de camomille, potion ainsi composée :*

> Eau de tilleul, iv onces.
> Eau de menthe, i once.
> Ether sulfurique, i scrupule.
> Laudanum de Sydenham, xxxv gouttes.
> Sirop d'œillet, ii onces.

Deux heures après, le pouls était plus élevé, la chaleur revenait aussi. Cependant les douleurs abdominales persistaient, et la barre diaphragmatique devenait suffoquante. Je ne balançai plus alors d'administrer le *quinquina* ainsi : *pilules de sulfate de quinine, lavement de quinquina camphré, continuation de la camomille.* Elle dormit une partie de la nuit. Le lendemain les accidens cholériques avaient complétement disparu, mais la malade se plaignait de céphalalgie ; on remarquait une injection artérielle des pommettes. *Limonade, lavement 'émollient ;* épistaxis assez abondante le jour d'après. Cette infirmière a repris enfin son service le 18 avril.

Cinquième Observation.

Une femme d'une cinquantaine d'années fut

apportée le 7 avril au pavillon Gabrielle avec les
symptômes cholériques les plus prononcés. Tout
le corps de cette malade exhalait une odeur repous-
sante ; son pouls était petit et lent , sa voix sépul-
crale ; cependant la prostration était alors moindre
que chez les premiers malades. M. Alibert ordonna le *quinquina* ainsi que nous l'avons indiqué.
Malgré cette médication, des symptômes typhoïdes se manifestèrent ; le décubitus était la position
constante de la malade ; la prostration devint
extrême, la peau avait une chaleur légèrement
humide ; le pouls était très lent et tout-à-fait fili-
forme ; la face avait un aspect cadavérique ; cependant les conjonctives paraissaient injectées et les
yeux immobiles. D'humide qu'était la langue elle
devint brunâtre sur le milieu , rosée et poisseuse
sur les bords ; les dents étaient fuligineuses, et
les lèvres noirâtres. La malade ne répondait pas à
toutes les questions ; lorsqu'on obtenait d'elle un
monosyllabe, il fallait s'approcher de très près
pour l'entendre. Les selles étaient fréquentes,
liquides et très odorantes ; l'abdomen ne manifestait aucune sensibilité. Enfin , à l'usage du
sulfate de quinine , de la décoction de quinquina
et des lavemens camphrés, on joignit le *vin de*
quinquina et deux larges vésicatoires à la partie
interne des cuisses. Sous l'influence de ce traitement énergique, ces symptômes terribles s'amen-
dèrent progressivement, la fréquence des selles

diminua, l'enduit brunâtre de la langue disparut.
Le 15 avril cette femme prenait des bouillons, et,
lors de mon départ de Paris, elle se trouvait dans
l'état le plus satisfaisant.

Il serait inutile d'exposer ici un plus grand nombre d'observations; passons à la seconde époque
de l'épidémie, nous avons déjà vu les motifs qui
ont guidé M. le professeur Alibert dans la modi-
fication de son traitement, il suffira de l'indiquer.

Aussitôt après l'emploi des frictions et des sinapismes on donnait aux melades, sauf une indication particulière, xvi *grains d'ipécacuanha pris
en deux doses et à une heure d'intervalle l'une
de l'autre.* Comme en ce moment les symptômes
cholériques ne marchaient plus avec la rapidité
effrayante qui s'était manifestée au commencement de l'épidémie, le médecin pouvait attendre
l'action du médicament avant d'en prescrire un
autre. Ainsi le malade, après l'ipécacuanha, prenait, dans la première journée seulement, *une
infusion de tilleul.* Ensuite M. Alibert, s'appuyant
sur l'expérience des médecins de Vienne, faisait
mettre dans cette même tisane *un ou deux grains
de tartre stibié par pinte de liquide.* Il est à remarquer que la fréquence des selles n'était pas notablement augmentée, mais elles devenaient plus
albumineuses, colorées et souvent odorantes.
Cette méthode contre-stimulante est tout-à-fait
surprenante dans ses effets. Un des mes collègues,

désespéré de ne pouvoir soulager un individu dont
les vomissemens étaient très fréquens et très péni-
bles, lui donna, après que les narcotiques ordinaires eurent échoué, le tartre stibié à haute dose :
aussitôt les vomissemens cessèrent. On a d'ailleurs
bien constaté, à l'hôpital St-Louis, que l'ipécacuanha est le meilleur moyen à employer lorsque le vomissement est excessif et accablant pour
les cholériques. Chez les femmes en couches atteintes de péritonites, M. Alibert suit la méthode
de Doulcet ; l'effet de l'ipécacuanha est encore
ici remarquable par l'amélioration qu'il déter-
mine en calmant le trouble qui existe dans les
fonctions des organes digestifs. On pourra voir,
par un travail intéressant dont s'est occupé M.
Duchesne, combien cette méthode est préférable
à celle des anti-phlogistiques.

Enfin, l'ipécacuanha ne se borne pas à apai-
ser le vomissement, il exerce une action spéciale
sur la continuité du tube digestif. Tout le monde
connaît les avantages qu'en a retirés M. Husson à
l'Hôtel-Dieu sur les cholériques. Mon excellent
ami, M. Girou de Buzareingues, me disait que
sur cinq malades reçus à la maison royale de santé
trois étaient morts quelque temps après leur ad-
mission ; deux autres, à qui l'ipécacuanha avait
été donné, éprouvaient de l'amélioration. M.
Alibert a cependant continué à employer le *quin-*
quina. Il était indispensable lorsque la période

d'accablement et de prostration arrivait; ainsi, il l'administrait en troisième lieu et le donnait comme nous l'avons indiqué précédemment.

Voici un résultat, déjà consigné dans *la Lancette*, qui me paraît assez concluant. Je choisis de préférence cet exemple, parce que, un certain nombre de malades étant admises dans la salle de la lingerie à très peu de distance les unes des autres, j'ai pu les observer comparativement avec plus de facilité.

Sur vingt et une femmes soumises à cette médication, arrivées dans les journées du 8 et 9 avril au pavillon de la lingerie, deux seulement sont mortes. L'une d'elles était très âgée; elle a expiré trois heures après son entrée; la seconde était une femme enceinte qui, voyant son mari pris du choléra, en avait ressenti une si vive impression qu'elle en fut affectée presque aussitôt. Le 12 avril, sur les 19 malades qui restaient, on en comptait trois offrant des symptômes manifestement typhoïdes. L'une de ces trois malades mourut le 16 avril, les deux suivantes se trouvaient dans le meilleur état lors de mon départ de Paris. Quant aux 16 autres, elles étaient toutes ou sorties guéries, ou en convalescence. Voici l'observation de quelques-unes d'entre elles.

Première Observation.

Dombroski, âgée de 44 ans, dont le mari est

mort du choléra à l'hôpital Saint-Louis. Cette femme, d'une constitution débile, est arrivée le 8 avril; elle présentait les symptômes suivans : maigreur excessive, teinte noirâtre, yeux enfoncés dans les orbites, pouls très petit; 'elle était glacée en arrivant, mais peu d'instans après elle fut couverte d'une chaleur halitueuse, donnant au toucher l'impression d'un état anormal particulier. Cette malade avait eu le dévoiement depuis trois jours; les vomissemens et les crampes, qui la tourmentaient beaucoup, se manifestèrent le jour de son entrée. *(Frictions, sinapismes; ipécacuanha, xvi grains, divisés en deux doses, à prendre à une heure d'intervalle.)* Elle eut plusieurs vomissemens après le vomitif, mais ils s'apaisèrent bientôt : la nuit se passa dans l'insomnie. Le lendemain, *tartre stibié, un grain dans une pinte d'une infusiou de tilleul.* Le soir, à cause de sa faiblesse, je lui donnai *trois cuillerées de vin de quinquina;* une heure après, *trois pilules de sulfate de quinine* : de ce jour date son amélioration. Le 11 avril elle prit *deux bouillons;* le 12, elle se plaignait de faiblesse à l'estomac, *quelques cuillerées de vin de Bordeaux et des crêmes de riz* pour nourriture firent cesser ses souffrances. Lorsque je quittai Paris, cette femme ne conservait plus qu'une faiblesse que le temps et des soins devaient seuls faire disparaître.

Deuxième Observation.

Legrand, Thérèse, âgée de 27 ans, arrivée à
l'hôpital le 9 : son haleine avait une odeur infecte ;
elle se plaignait beaucoup de crampes et poussait
par intervalles des cris de douleur ; les selles et
les vomissemens étaient surtout très abondans ;
même traitement. La malade est sortie le 15 avril.

Le traitement de M. Alibert indiqué , voyons
les cas où la méthode de M. Gerdy pourrait s'allier
à celle-ci. J'ai déjà donné l'histoire d'une femme
atteinte secondairement du typhus , chez laquelle
des *vésicatoires* aux cuisses et l'usage du *quinquina* ont complétement réussi : je pense donc
que , dans les cas de choléra où la lésion des nerfs
de la vie animale serait très prononcée , les *vésicatoires* sur la région dorsale ne pourraient qu'être
utiles ; lorsqu'au contraire les symptômes se con-
centrent sur les organes digestifs, leur applica-
tion sur les membres inférieurs déterminera une
révulsion favorable.

Enfin , en terminant , il ne sera pas inutile de
faire remarquer les succès obtenus à l'hôpital
Saint-Louis. M. Manry , et ensuite M. Lugol
avec quelques modifications, ont employé, dans
leurs services, le traitement de M. le professeur
Alibert ; les autres médecins de cet hôpital met-
taient généralement en usage les toniques unis
aux opiacés , et , chose notable, les guérisons

obtenues à l'hôpital Saint-Louis ont toujours été
plus nombreuses que dans les autres hôpitaux.
Ainsi, j'ai remarqué, pendant mon séjour dans
cet établissement, que sur 97, 100 ou 105 malades reçus pendant le jour , 20 ou 28 admis
dans la nuit, le nombre des morts ne dépassait
pas 35 dans les vingt-quatre heures ; seulement le
14 avril la mortalité s'est élevée à 45 ; plus tard,
on l'a vu diminuer en même temps que le nombre
des entrées. Ce qui est digne de remarque, c'est
qu'au commencement de l'épidémie on voyait la
plupart des maladies se compliquer de choléra ;
ensuite, sur un cholérique on a vu se greffer, si
je puis ainsi parler , une pneumonie ou toute autre affection aiguë. Les journaux , en donnant les
bulletins de l'Hôtel-Dieu et de l'hôpital Saint-
Louis pour la journée du 24 avril, montrent
que cette proportion des guérisons s'est toujours
soutenue dans cet hôpital. Voici ces bulletins :

HÔTEL-DIEU.

Malades existans.	Admissions.	Guérisons.	Décès.
284	24	15	12

HÔPITAL SAINT-LOUIS.

375	36	42	11

Aujourd'hui on sait à quoi s'en tenir sur les pré-
tendus succès des anti-phlogistiques ; la médecine
vétérinaire nous a même éclairés sur ce point.

Ainsi on a constaté que des sétons appliqués à la région précordiale sur des vaches cholériques étaient bien plus avantageux que les saignées. Mais il serait trop long d'entrer dans ces détails scientifiques ; je renvoie le lecteur à la *Gazette Médicale*, qui a traité spécialement cette question.

CONDUITE PROPHYLACTIQUE

A TENIR PENDANT L'ÉPIDÉMIE.

On a beaucoup disserté sur le sujet que nous allons traiter. Le peu de connaissances qu'on possédait sur le choléra avait nécessairement induit quelques médecins en erreur. Guidons-nous donc par l'expérience et une sévère théorie. La cupidité avait vanté à Paris une foule de moyens préservatifs, tels que le *camphre*, *le chlorure de chaux*, *les vinaigres aromatiques*, etc.; mais ces moyens sont complétement inutiles. Quant au *chlore*, pour me servir des propres paroles de M. Itard, il infecte au lieu de désinfecter ; cependant dans quelques appartemens mal propres on pourrait, pour les assainir, les laver avec du *chlorure*, mais ne demeurer jamais dans une atmosphère chargée de cette substance.

La propreté des vêtemens, des lieux qu'on habite, doit être rigoureusement observée ; jamais aussi on ne doit s'exposer aux variations atmos-

phériques; se tenir sous l'influence d'une température douce est une mesure indispensable : pour
cela, la flanelle est très efficace, en ce que, en
entretenant sur la peau une légère excitation, elle
empêche en même temps la transmission subite
du calorique. Enfin, les bains sont doublement
favorables : d'un côté, ils agissent en calmant le
système nerveux ; de l'autre, en donnant à la peau
plus de souplesse la rendent plus perspirable.

Quant au régime alimentaire, sujet de tant
d'opinions diverses, il doit être approprié à la
disposition de l'estomac et aux habitudes indivi-
duelles. A Paris et dans tout le nord, la nourriture principale étant de viandes succulentes, il
eût été funeste de conseiller à des individus dont
l'estomac est fait à cette alimentation, des végé-
taux ou tout autre aliment analogue; mais dans
le midi, où la plupart préfèrent, soit par goût,
soit par organisation, les poissons et les légumes,
il serait dangereux de remplacer tout-à-coup ce
régime habituel par l'usage absolu des viandes.
En effet, l'estomac, chargé alors d'une nourriture exigeant pour être digérée une plus grande
vigueur organique, serait surpris en quelque
sorte, et les digestions, en devenant laborieuses,
occasioneraient une foule d'accidens. Chacun
doit donc suivre son régime alimentaire habituel;
cependant on doit soigneusement proscrire de sa
table les mets épicés ou de haut goût, dont on

fait dans le midi un trop fréquent usage. Les viandes rôties ou grillées, les légumes, le poisson, simplement préparés, doivent être préférés à ces mets où l'art de la cuisine se déploie avec trop d'apprêts. Les vins de Madère, Malaga et Bordeaux peuvent, pris avec modération, devenir utiles pendant l'épidémie; mais on doit éviter ceux qui, plutôt stimulans que toniques, portent une action trop directe sur le système nerveux; enfin, les personnes habituées à prendre du café ne doivent pas le bannir, celles au contraire qui en prennent rarement se trouveront bien de s'en abstenir tout-à-fait.

L'estomac comme tout notre individu est soumis aux lois de l'habitude; moi-même j'en ai éprouvé l'influence : accoutumé à l'alimentation de Paris, en arrivant dans le midi une nourriture trop végétale m'avait fait ressentir une sorte de gastralgie que je n'ai pu calmer qu'en revenant à l'usage des viandes rôties ou grillées. Je dois ajouter qu'après un repas d'alimens maigres, une quantité un peu plus grande de vin ne peut qu'être avantageuse. Enfin, il faut éviter avec soin tout excès pour la quantité de nourriture, et ne pas changer l'heure habituelle des repas. En outre, l'exercice modéré et toutes les autres conditions hygiéniques dont on s'entoure pour l'ordinaire ne doivent pas être négligés.

Il est un point important sur lequel on n'a pas

encore assez fixé l'attention : on sait que le choléra
a sévi à Berlin avec une affreuse violence sur les
filles publiques; à Paris, on a vu plusieurs personnes être affectées après s'être livrées à l'acte de
la reproduction. Ceci, confirmé par l'expérience,
devait être prévu par le raisonnement; car dans
l'acte de la reproduction le système nerveux est
violemment excité, il reçoit un ébranlement
général, et à cette secousse succède une prostration particulière. Le moral ayant perdu une partie de sa vigueur, le physique n'ayant plus toute
son énergie, il n'est pas étonnant que le choléra,
maladie essentiellement nerveuse, trouve ici une
cause déterminante.

Enfin, doit-on quitter la ville pour se rendre
à des campagnes voisines où le site est plus élevé
et l'air plus pur ? Je ne le pense pas, car on a
observé que le choléra s'est manifesté, avec la
même intensité et les mêmes caractères, sur les
bords des rivières, dans les plaines très aérées,
dans les vallées les plus profondes, sur des mon-
tagnes fort hautes et même dans des grottes spa-
cieuses, demeure habituelle de plusieurs malheureux. Ainsi je crois qu'il est plus sage et plus
prudent de demeurer dans une ville, où les res-
sources de la médecine étant plus éclairées, on
peut y avoir des soins plus salutaires.

FIN.

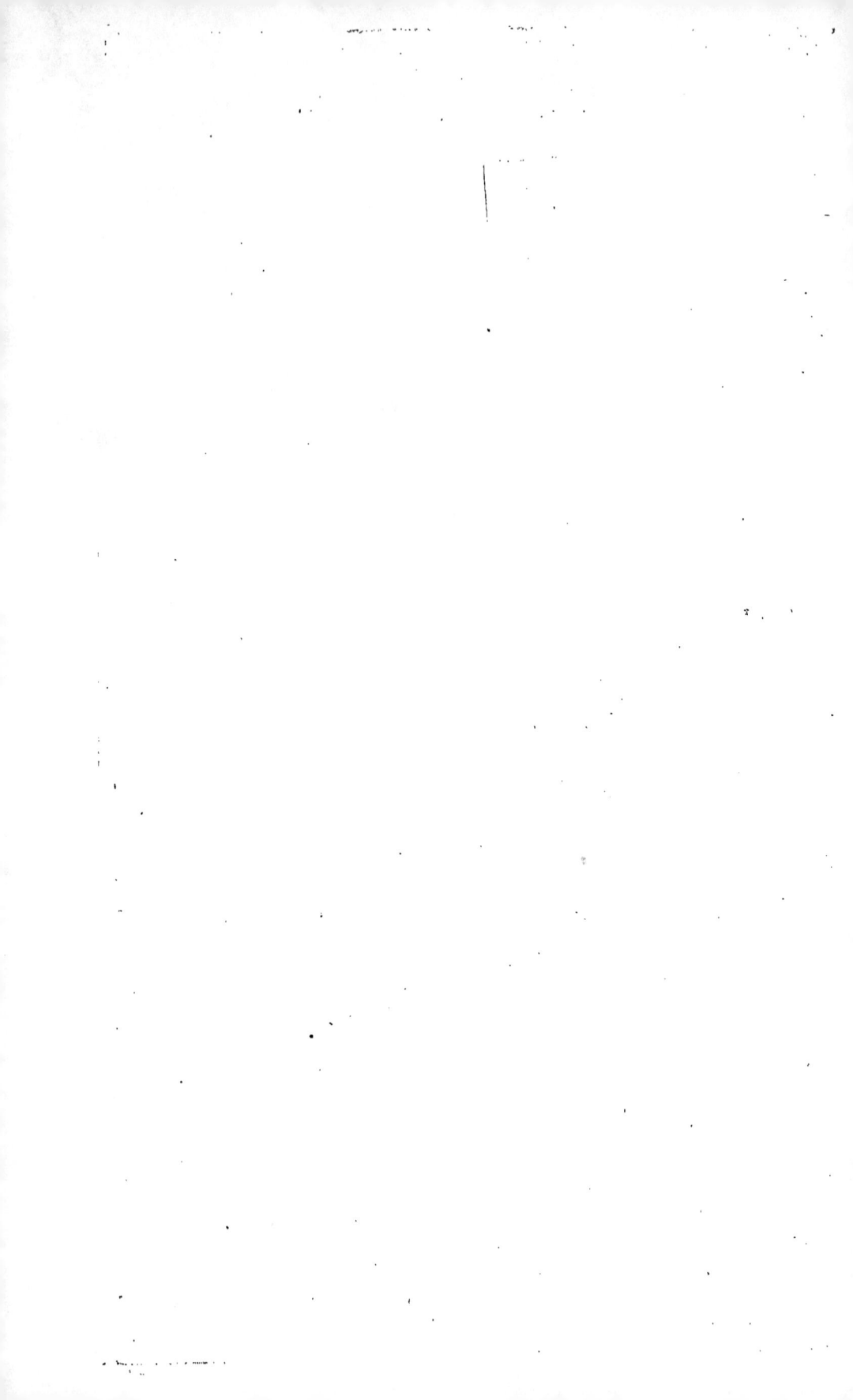

www.ingramcontent.com/pod-product-compliance
Lightning Source LLC
Chambersburg PA
CBHW071247200326
41521CB00009B/1663